DE LA NATURE

DU TRAITEMENT ET DES PRÉSERVATIFS

DU

CHOLÉRA

PAR

F. X. POZNANSKI

DOCTEUR EN MÉDECINE DE L'ACADÉMIE DE WILNO

DEUXIÈME ÉDITION

Avec des tables du rapport de différentes épidémies choleriques
avec l'excès de pression de l'atmosphère.

———————

PARIS

CHEZ BAILLIERE ET FILS

RUE HAUTEFEUILLE

A Londres	**A New-York**
CHEZ H. BAILLIERE	CHEZ H. BAILLIERE
A St-Pétersbourg	**A Wilno**
CHEZ GUARNIER LI G	CHEZ ZAWADZKI

1857

L'auteur se réserve le droit de traduction

DE LA NATURE

DU TRAITEMENT ET DES PRÉSERVATIFS

DU

CHOLÉRA

PAR

FR. XAVIER POZNANSKI

DOCTEUR EN MEDECINE DE L ACADEMIE DE WILNO

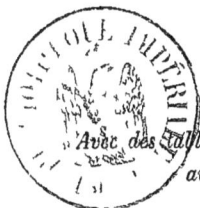

DEUXIÈME ÉDITION

Avec des tables du rapport de différentes épidémies choleriques avec l'exces de pression de l'atmosphere

PARIS

CHEZ BAILLIÈRE ET FILS

RUE HAUTEFEUILLE

A Londres		A New-York
CHEZ H BAILLIERE		CHEZ H. BAILLIERE
A St-Pétersbourg		A Wilno
CHEZ GLARNER ET Cᶦᶜ		CHEZ ZAWADZKI

1857

L auteur se reserve le droit de traduction

Td 57/254 A

Naturæ vero rerum vis atque majestas in omnibus momentis fide caret, si quis partes ejus ac non totam complectatur animo.

(PLINIUS, *Historia naturalis*, lib. VII, cap. II)

Chaque maladie a une cause naturelle, et aucune n'arrive sans l'intervention de la nature.

(HIPPOCRATE, *Des airs, des eaux et des lieux*)

De même pour une déplétion vasculaire (artificielle), si elle est telle qu'elle doit être, elle est avantageuse et les malades la supportent facilement; sinon, c'est le contraire.

Il faut donc considérer le pays, la saison, l'âge et les maladies dans lesquelles il faut ou non (recourir) à une déplétion.

(HIPPOCRATE, sect. I, aph. 2.)

En effet, chez les hommes, l'état des cavités change avec les saisons.

(HIPPOCRATE, *Des airs, des eaux et des lieux*)

Mais si l'automne est sec et boréal, et s'il n'y a pas de pluie ni au lever de la Canicule, ni à celui d'Arcturus, il sera très-favorable aux constitutions phlegmatiques et humides, ainsi qu'aux femmes, mais il sera très-funeste aux sujets bilieux.

(HIPPOCRATE, *Des airs, des eaux et des lieux*)

Aer non solum ab effluviis noxiis purus esse debet, sed et justæ insuper gravitatis et elasticitatis, ut pulmones distendat satis, nec tamen *enormis, ne eos opprimat.*

(J HUXHAM, *Observ de aere et morbis epid*, t I, p III)

Verum enimvero nec protinus oritur hic *morbidus lentor,* nec in omnibus, fit namque gradatim, cum diu nimirum regnaverit aquilonia ac sicca tempestas, neque enim interest quales dies sint, sed et *quales ante præcesserint.*

Atqui laxis nimirum et pituitosis hominibus adeo non nocet hæcce constitutio, ut vel sit apprime utilis, firmos hos magis ac vegetos efficiendo.

(J HUXHAM, op cit, t II, p XL)

Sans raisonnement pas de traitement raisonnable;
or en fait de médecine la théorie est toujours utile,
pourvu qu'elle soit basée sur la nature des choses et
non sur des systèmes imaginaires. *Et si le traitement
raisonné est rarement raisonnable, c'est que souvent les
bases du raisonnement sont fausses ou imaginaires.*

(HUFELAND, *Enchiridion*)

Autant les arts sont fragmentaires, autant les sciences
sont systématiques.

(E LITTRÉ)

Telles sont les vérités fondamentales qui m'ont guidé
dans mes observations et dans ce travail entrepris pour
résoudre le problème de l'origine, de la nature, du
traitement et des moyens de se préserver du choléra.

Je laisse à d'autres le soin de juger jusqu'à quel point
j'ai réussi; je me contente d'affirmer que je n'ai rien
avancé qui ne s'appuyât sur l'autorité de noms du premier ordre.

J'ajouterai qu'une table graphique que je dois à l'obligeance du célèbre physicien M. de Kupffer, comme
aussi celles que j'ai dressées d'après les observations
faites pendant de longues années aux observatoires de
Paris et de Londres, m'ont permis de constater la coin-
cidence des épidémies cholériques avec l'excès de pression barométrique, et de vérifier en pratique les idées
que je m'étais d'abord formées sur la nature du choléra.

Qu'il me soit encore permis d'exprimer de nouveau toute ma reconnaissance à M. C. de Jænisch, pour différents conseils très-importants qu'il a bien voulu me donner au sujet du mémoire actuel.

Paris — 3 mai 1857

§ 1.

Les parties de l'organisme et ses fonctions aussi bien que tous les agents extérieurs, en tant qu'ils concourent au travail organique de l'individu, constituent ses *conditions vitales*.

§ 2.

La mesure des *conditions vitales* et leur proportion mutuelle, plus ou moins normale (en imposant des bornes circonscrites à l'individu), produisent la diversité des races, des espèces, des individualités, de même que la santé et les divers états morbides [1].

§ 3.

Les agents naturels sont salutaires ou nuisibles pour l'existence individuelle, selon qu'ils entretiennent ou détruisent les proportions normales des conditions vitales de l'individu; et la différence de ces effets dépend au-

---

[1] Ainsi le développement, la forme et la périodicité des phénomènes, tant physiologiques que pathologiques dans les organismes, ne sont que les effets nécessaires de la mesure des *conditions vitales*.

tant des propriétés intrinsèques des agents que de l'état des individus exposés à leur action.

§ 4.

Parmi les conditions vitales on doit distinguer celles qui déterminent le mouvement centrifuge du sang, savoir : les fonctions du cœur et des autres muscles, l'élasticité des artères et la quantité de sang fournie dans un certain laps de temps au système vasculaire[2]. La mesure de ces conditions vitales particulières, propre à un individu quelconque, constitue ce que nous appellerons sa *force active*. Nous nommerons de même *résistance à la force active* celle que cette dernière doit naturellement rencontrer dans la matière qui compose ou entoure notre organisme, comme les vaisseaux, les organes, l'air, l'eau, etc.

§ 5.

Cette résistance augmente dans l'organisme à mesure que se multiplient les ramifications des vaisseaux san-

---

[2] Tout ce qui fait partie ou émane de l'organisme est but et moyen en même temps C'est dans les fonctions du sang que cette loi est la plus évidente. Le sang lancé par les contractions du cœur sert en même temps de conducteur à la force qui détermine le mouvement du sang dans les ramifications suivantes du système vasculaire. Ainsi la *force active* qui produit la circulation du sang ne sera pas mesurée par le nombre des pulsations, mais bien par la quantité de sang fournie aux vaisseaux dans un temps donné (VIRCHOW, *Handbuch der speciellen Pathologie und Therapie,* p 105-130)

guins et la masse de sang qu'ils contiennent. La *résistance* devient donc très-grande dans le système des vaisseaux capillaires, ainsi que dans les organes et organismes qui ont ce système très développé. Ceux au contraire qui sont moins pourvus de vaisseaux capillaires [3] présentent aussi une résistance moindre à la force active.

§ 6.

Tous les vaisseaux, et principalement les vaisseaux capillaires (à cause de leur subtilité [4] et de leur disposition), sont susceptibles de changer de dimensions sous l'influence d'agents physiques et dynamiques. La même partie de l'organisme peut ainsi présenter à la force active une résistance tantôt moindre et tantôt plus grande.

§ 7.

Il suit nécessairement de ce que nous avons dit dans le § 4 :

1° Que le mouvement centrifuge du sang est un effet

---

[3] Les vaisseaux capillaires sont très-nombreux dans les muscles, les organes périphériques et parenchymateux, à l'âge mûr et chez les sujets robustes Ces vaisseaux sont, au contraire, moins nombreux dans les organes membraneux (plèvre, canal alimentaire, péritoine, etc) et dans le système nerveux, ainsi que chez les individus jeunes ou d'une constitution faible (WEBER, *Anatomie,* IV, p. 203, MULLER, *Physiologie des Menschen,* p 211, 213)

Je crois devoir mentionner ici que la membrane muqueuse des poumons fait la partie de la surface du corps

[4] VIRCHOW, *H d sp P u Th ,* p 105-108

immédiat de l'excédant de la force active sur la résistance,

2° Que la circulation du sang est ce même mouvement centrifuge modifié par la résistance;

3° Que l'énergie de la circulation est toujours proportionnée à la quantité de la force active sur la résistance ;

4° Qu'un excédant *considérable* de force active déter-
minera une accélération du mouvement du sang et des
congestions; tandis qu'un excédant *insuffisant* entraînera,
au contraire, une lenteur dans la circulation et des
stagnations de sang.

§ 8.

En rapprochant ces résultats des considérations du
§ 5, on arrive nécessairement à une explication toute
naturelle des faits suivants

1° La circulation du sang doit s'effectuer dans les
différentes parties de l'organisme avec une vitesse dif-
férente[5], très-grande dans les artères, très-modérée
dans les vaisseaux capillaires.

2° Les organes et organismes moins pourvus de vaisseaux capillaires ont une prédisposition aux *congestions,* tandis que ceux qui ont le système de ces vaisseaux plus développé (§ 5) inclinent aux *stagnations.*

---

[5] VOLKMANN, *Hæmodynamik,* p 196

§ 9.

La force active s'affaiblissant en vertu de la résistance qu'elle rencontre, sa faculté de propager le mouvement du sang s'amoindrit également. Ainsi l'influence du cœur sur la circulation diminue en raison de la ramification du système vasculaire (§ 5), tandis que la quantité du sang exempt de cette influence y augmente dans la même proportion. Par cette raison, à chaque contraction du cœur, il se produit une surabondance de sang dans les artères. Cette surabondance, en dilatant les artères, occasionne le pouls et y excite l'élasticité, qui, durant la dilatation du cœur, contribue puissamment à la circulation ultérieure[6].

§ 10.

Le sang superflu (§ 9), en dilatant les artères et en agissant sur leurs parois, fait naître en outre la *transsudation*, action organique qui dirige en dehors les parties les plus liquides du sang. Une portion de ces der-

---

[6] Ainsi le sang dans les artères ne se trouve que sous l'influence de la force du cœur, tandis que dans les vaisseaux capillaires et dans les veines il est aussi influencé par la force élastique des artères C'est pourquoi, en raison de la ramification du système vasculaire, le mouvement saccadé, propre au sang artériel, se change de plus en plus en un mouvement continu résultant de deux forces qui, en se remplaçant mutuellement, agissent sans discontinuer

nières, mêlée au chyle et à la lymphe, rentre dans la masse du sang au moyen des vaisseaux lymphatiques et des glandes, tandis que le reste est rejeté par notre organisme sous forme d'*excrétions.*

Les excrétions[7] ont lieu dans les organes qui offrent moins de résistance, pour la plupart dans les organes membraneux à surface plus ou moins libre.

La *transsudation* provenant du surplus de sang dans les artères, de son état de liquidité et de l'activité du cœur, sera toujours proportionnée au développement de ces trois conditions.

§ 11.

Les principales métamorphoses que le sang subit dans le système capillaire sont : la transmutation du sang veineux en sang artériel, et la transmutation in-verse. La première s'effectue dans les vaisseaux capil-laires des poumons, moyennant l'élimination de l'acide carbonique, sous l'influence de l'oxygène de l'air, ce qui entraîne la *décarbonisation* (oxydation) du sang. La seconde a lieu dans les vaisseaux capillaires de toutes les autres parties de l'organisme, et effectue la *carboni-sation* (désoxydation) du sang[8].

---

[7] Tiedemann-Molleschott, *Ph d N*, p 36

[8] Molleschott, *Ph d Stoffw*, p 264, Magnus, *Poggendorf's Annalen*, B 40, p 583, Marchand, *Journal fur praktische Chemie*, B. 35, p 385, Henle, *Handbuch der rationellen Pathologie*, B II, p 48, 121, *Wagner's Handworterbuch*, B I, p 110

§ 12.

La circulation du sang détermine la nutrition de l'organisme, comme aussi l'élimination de l'acide carbonique et de l'urée, derniers produits du travail organique. Or, la quantité de ces produits sécrétés[9] dans un certain laps de temps nous donne la mesure d'énergie avec laquelle s'exécutent les fonctions organiques.

§ 13.

Tout agent naturel peut, jusqu'à un certain point[10], augmenter ou diminuer dans l'organisme la *force active* ou la *résistance* (§ 6). Ainsi les différents agents, en modifiant la circulation du sang avec ses conséquences, peuvent, selon l'occasion, devenir salutaires ou nuisibles selon l'état actuel de l'organisme.

Nous essayerons, dans les deux §§ suivants, de donner l'énumération aussi complète que possible des agents qui augmentent la *force active* ou affaiblissent la *résistance,* et de ceux qui agissent dans le sens opposé.

---

[9] TIEDEMANN-MOLLESCHOTT, *Ph d N*, p. 571, MOLLLSCHOTT, *Physiologie des Stoffwechsels der Pflanzen und Thiere*, p. 181, 187 ; VIERORDT, *Physiologie des Athmens,* p 190, 197

[10] Il va sans dire que l'état sain ou morbide de l'organisme étant toujours soumis à certaines bornes (§ 2), tout agent, pour produire l'effet désiré, doit être appliqué dans une mesure déterminée C'est ainsi qu'une saignée excessive pourrait anéantir la circulation au lieu de l'accélérer

§ 14.

Les agents de la première espèce sont : une diminution continue [11] ou périodique [12] de la pression exté-

[11] Voici les principaux agents qui se rapportent à ce cas un air
humide et chaud, un état atmosphérique qui fait baisser le baromètre,
les bains chauds et a vapeur, l'hémospasie (Junod), la raréfaction de
l'air (tant naturelle qu'artificielle, mise en usage contre le choléra avec
succes par M Thieme), la ceinture de Neptune (proposée par M Re-
genhardt, comme prophylactique contre le choléra), le *plaid* mouillé,
porté par dessus les habits, l'humidité entretenue principalement dans
les chambres à coucher, la manière d'exciter la transpiration avec de
la chaux (M Serres), les cataplasmes chauds, emollients, les moxas,
les synapismes, etc (WUNDERLICH, *H d allg Pathologie u Therapie*,
p 102, 104, DUMAS, *Annales de physiologie et de chimie*, t XIII,
p 65, VIRCHOW, *H d sp P u Th*, p 385, J VOGEL, *Storungen
der Blutmischungen* (dans la pathologie rédigée par Virchow), p 403,
WUNDERLICH, *Versuch einer physiologischen Pathologie des Blutes*,
p 68-69, TIEDEMANN-MOLLESCHOTT, *Physiologie der Narungsmittel*,
p. 20)

Quand la pression atmosphérique est diminuée d'un quart, la respiration devient difficile et superficielle, les veines, les lèvres et les
paupières s'engourdissent; ce qui est suivi d'hemorrhagies, de syncopes,
d'une chaleur désagréable et d'une sueur très-abondante (JUNOD, *Revue
medicale*, 1834, III, p 346) Des symptômes semblables sont eprouvés
par les personnes qui s'élèvent en ballons aerostatiques ou gravissent
de hautes montagnes, s'exposant ainsi à une pression atmosphérique
moindre que celle des plaines (VIRCHOW, *H d sp P u Th*, p 108,
VUNDERLICH, *H. d. allg P u Th*, p 92)

La ceinture de Neptune est une serviette de deux mètres de long et
de cinquante centimètres de large On imbibe d'eau une moitié de
la serviette, on enroule autour du corps cette partie humide, et l'on
replie par-dessus l'autre moitié restée sèche. Cette ceinture, en produi-

rieure; tout ce qui excite l'énergie vitale, comme l'électricité, les impressions agréables, les veilles [13], une nourriture suffisante, principalement animale [14] et riche en azote [15], des aliments d'une digestion facile [16], bien cuits [17], épicés, amers; les échauffants, l'usage modéré des boissons fortes, principalement de vieux vin [18]; tout

---

sant des vapeurs d'eau, entretient l'individu dans une atmosphère humide qui a la vertu d'accélérer la respiration et la circulation Ce moyen précieux par sa simplicité, et qui remplit si bien toutes les conditions désirables dans l'atmosphère et dans l'organisme pendant l'épidémie cholérique, a été pourtant rejeté, parce qu'on en a méconnu le mode d'action

[12] Par exemple, les vicissitudes atmosphériques, les frictions sèches, humides ou à la glace, les douches, les lotions, les contusions (même celles produites par l'action des boulets), l'action des draps mouillés (à la manière de Prisnitz), au moment du ramollissement de la peau, qui succède à sa contraction passagère, amenée par le froid momentané, tout exercice actif, gymnastique, exercice de la voix, éternument, etc

[13] MOLLESCHOTT, *Physiol des Stoffwechsels der Pflanzen und Thiere,* p 791

[14] TIEDEMANN-MOLLESCHOTT, *Physiol der Nahrungsmittel,* p. 63, 71, 151, 156, 170, 527, 582, LUCAS, CHOSSAT, LEHMANN, *Physiologische Chemie,* B. IV, p. 260

[15] Les effets de cette nourriture ont été déterminés par MM Thénard, Darcet, Flourens, Brachet, Serres, Magendie ainsi que par Tiedemann et Gmelin (*Voy.* TIEDEMANN-MOLLESCHOTT, *Ph. d N,* p 151, 156, 582, 231, 591)

[16] LEHMANN, *Ph Chemie,* B. III, p. 310.

[17] La chaleur produit certaines métamorphoses dans les éléments chimiques des aliments. (TIEDEMANN-MOLLESCHOTT, *Ph. d N,* p 512.)

[18] Le vin devient vieux à mesure que disparaît l'acide carbonique prédominant dans le vin qui n'a pas fermenté assez longtemps.

ce qui augmente, jusqu'à un certain point, la quantité de la fibrine [19] et la consistance [20] du sang, les saignées, les évacuants et les sudorifiques ; les cardiaques, comme l'opium, l'acide cyanhydrique, les substances aromatiques et volatiles, le musc, le camphre, l'ammoniaque, les alcaloïdes [21], etc.

Il est à remarquer que tous les agents de la première espèce ont pour effet commun de diminuer la quantité de l'acide carbonique dans l'organisme, et de s'opposer au développement du choléra.

§ 15.

Les agents de la seconde espèce sont : une augmentation de la pression extérieure [22] ; tout ce qui accroît

---

[19] Le poids spécifique du sang diminue à mesure qu'augmente la quantité de la fibrine y contenue (STARK, *Allgemeine Pathologie,* p 962)

[20] Le sang, acquérant plus de consistance et d'élasticité, devient par là meilleur conducteur de la force active.

[21] Quinine, strychnine, codéine, nicotine, théine, caféine, pipérine, kréatinine, etc.

[22] L'excès de la pression peut provenir d'une accumulation et condensation de l'air dans une localité quelconque, d'une température très-basse ou très-élevée (la dessiccation rendant les corps plus résistants), d'un exercice qu'on pourrait appeler *passif,* comme celui que l'on se donne sur une balançoire, ou en voyageant par mer ou en voiture fermée Le roulis d'un vaisseau, déterminant un changement du niveau de l'atmosphère, ralentit la circulation, et, en créant un obstacle à la circulation périphérique, occasionne par conséquent des congestions vers les organes centraux Voilà l'origine du mal de mer, qui, en général, est proportionné à la force et à la fréquence des

le poids spécifique et la viscosité du sang [28] ; un som-

---

ballottements, au degré de condensation de l'air (dans les espaces confinés) et au défaut d'énergie de la circulation du sang Ainsi on explique facilement comment il se fait que près du grand mât et à bord on soit moins exposé au mal de mer que sur les extrémités du vaisseau et dans la cabine, pourquoi le mal est plus ressenti sur de petits que sur de grands bâtiments, et plutôt dans les mers qui ont des vagues petites et par conséquent plus frequentes Enfin, si les marins sont moins susceptibles du mal de mer, cela tient aux modifications que subissent chez eux la force musculaire et les vaisseaux du système capillaire

La pression atmosphérique éprouvée par une localité quelconque ne dépend pas uniquement de la hauteur de la colonne atmosphérique Tout ce qui rend l'air plus pesant, plus condensé et plus immobile (comme defaut de vapeurs, la nature du terrain, les objets qui confinent l'espace, montagnes, maisons, certaines directions des vents, etc), sert à augmenter la pression, tandis que des influences opposées peuvent la diminuer et modifier Voilà pourquoi des localités qui se trouvent sous des colonnes atmosphériques de la même hauteur peuvent néanmoins être exposées à des pressions différentes

· L'augmentation de la pression atmospherique rend la respiration facile, profonde et tardive, ralentit le pouls (en reduisant le nombre des pulsations jusqu'a 45 par minute), et exerce une influence calmante sur l'organisme entier

La rougeur que présente la peau après l'application d'un vésicatoire disparaît à mesure qu'augmente la condensation de l'air (Voy Pravaz, Essai sur l'emploi de l'air comprime, p 36, Colladon, Triger, Tabarrie, Pravaz, Archives génerales, 1843, t I, p 426, Henle, Handbuch der rationellen Pathologie, B II, p 299)

L'excès de la pression atmosphérique entraîne une accumulation d'acide carbonique dans l'organisme, et rend le sang visqueux (Voy Schmidt, Bidder, Regnault, Reiset, Vierordt, Letteler, Marchand, Prout, Seguin Borrel, Annales de chimie et de physiologie, serie iii, t XIV, p 165, Tiedemann-Molleschott, P d N,

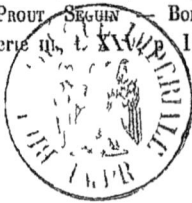

2

meil prolongé[24], particulièrement après le repas; la vie
sédentaire, l'inactivité, les impressions désagréables,
surtout celles qui abattent le courage; l'épuisement,
une nourriture insuffisante[25], et, au contraire, aussi le
surchargement[26] des organes digestifs par la nourri-

---

p. 83, Berthold, *Mullers Archw*, 1838; Lehmann, *Physiologische
Chemie*, III, p 303, 320, Wunderlich, *H d all Ph u. T*, p 359)

A la même catégorie appartiennent ' toute pression permanente (au
moyen de bandages, d'habits serrés, d'emplâtres, de collodium), l'application des substances qui absorbent les liquides ou le calorique,
comme craie, sel, métaux, etc.

[23] Tout ce qui augmente la quantité de l'acide carbonique dans le
sang rend celui-ci en même temps visqueux et pesant.

[24] Molleschott, *Ph d Stoff*, p 791; Vierordt, Scharling, Regnault, Reiset, Lehmann, *Ph Ch*, B. III, p 305

[25] *Voy* Valsalva, Lucas, Chossat, Haller, Collard de Martigny,
Pommer, Tiedemann Molleschott, *Phys d N*, p 60-71; Lehmann, *Ph
Ch*, B III, p 310, Vierordt, Willoughby, Payen, etc.

[26] Par rapport aux aliments et à l'exercice, il est à remarquer que
leur excédant et leur défaut entraînent les mêmes conséquences Toutefois, le défaut d'exercice et l'excès de nourriture retardent la circulation immédiatement, tandis que le régime opposé ne produit les
mêmes effets que secondairement

Ainsi une nourriture et un exercice modérés peuvent seuls assurer
a la circulation et à la respiration l'énergie convenable qui fait la base
de la santé Cette loi de la *moderation* doit, plus que jamais, être ob-
servée pendant les epidemies, vu que les organismes en général sont
alors lésés par une influence extraordinaire et pernicieuse La même
loi s'etend à l'usage de toutes les autres fonctions de notre économie.
Cependant elle doit être appliquée differemment, selon les dispositions
tant épidemiques qu'individuelles. Toutes les fois qu'il y a tendance au
ralentissement de la circulation, il faut recourir aux agents qui l'accé-
lerent, tandis que dans les cas opposes, il faut mettre en usage ceux
qui la ralentissent

ture ou par la boisson ; les aliments végétaux (principalement ceux qui manquent d'azote et abondent en carbone,
comme fruits, légumes, riz [27], etc.), crus, salés, doux
et gras ; les liqueurs carbonées [28] et fermentantes,
comme l'eau crue, principalement celle de rivière [29],
le lait cru, le petit-lait, la crème, le vin jeune, le vin
de Champagne, les liqueurs fortes en général, la bière,
l'hydromel, le kwas ; les rafraîchissants, la glace administrée intérieurement [30] ; les refroidissements, les bains
froids prolongés ; les sels neutres, le nitre, la digitale,
l'eau de chlore, les mercuriels, les alcalis, l'iode, le
graphite, l'huile de morue, la salsepareille et autres
médicaments analogues.

Tous les agents de la seconde espèce ont pour effet
commun d'augmenter la quantité de l'acide carbonique
dans l'organisme, et de faciliter le développement du
choléra.

---

[27] C'est le manque des parties azotées dans le riz qui est la cause
probable de son influence pernicieuse aux Indes durant le choléra ;
cette circonstance a fait croire au médecin anglais Tittlei que cette
maladie (qu'il a nommée *la maladie du riz*) ne provenait que de l'action du riz endommagé par l'influence de la saison

[28] BOUCHARDAT, SANDRAS, ERDMANN und MARCHAND, *Journal fur praktische Chemie,* B 43, p 175, 182, LEHMANN, *L. d p C,* B. 1, p 260,
TIEDEMANN-MOLLESCHOTT, *Ph. d. N.,* p 584 ; HENLE, *L. d. r Path,* B II,
p. 190

[29] TIEDEMANN-MOLLESCHOTT, *P d. N,* p 525.

[30] La glace, administrée intérieurement, diminue la congestion du
sang dans le canal alimentaire.

§ 16.

L'accélération ou le ralentissement de la circulation amène des changements conformes dans les fonctions organiques, les sécrétions et les excrétions (§ 12), ce qui entraîne un développement proportionné de l'*artériosité* ou de la *vénosité* du sang [31]. Ainsi les effets inévitables d'une circulation accélérée seront : la surabondance des parties liquides (hydræmia) et de la fibrine (hyperinosis), et, d'un autre côté, la diminution des globules (hypocythæmia) et des parties albumineuses (hypalbuminosis) du sang. Une circulation ralentie produira, au contraire, une exubérance de sang (plethora [32]), une vénosité très-prononcée (cyanosis [33]), une pénurie des parties liquides (anhydrosis [34]) et de la fibrine du sang (hypinosis [35]); mais, en revanche, elle entraînera aussi une surabondance des globules (polycythæmia [36]) et des parties albumineuses (hyperalbuminosis [37]).

Les modifications du sang produites par la circulation accélérée facilitent jusqu'à un certain point son

---

[31] LEHMANN, *Physiol Chemie*, B III, p. 295, 297

[32] WUNDERLICH, *H d allg Pathol u Ther*, p 253

[33] VOGEL, *Storungen in den Blutmischungen*, p 389

[34] VIRCHOW, *H d sp P u Th*, p 134, WUNDERLICH, *Ver. e. phys Pathol d Blutes*, p 64

[35] VOGEL, *Storungen der Blutm*, p 399

[36] VIRCHOW, *H d sp P u Th*, p 381-383

[37] VOGEL, *Stor d Bl*, p 402

mouvement, tandis que la lenteur de la circulation, rendant le sang épais et visqueux[38], augmente la résistance et crée un obstacle de plus au mouvement.

§ 17.

Toutes les fois que l'excédant de la force active sur la résistance (§ 7) dépassera une juste mesure, la circulation sera d'abord accélérée, et le cœur communiquant aux organes, dans un temps donné, plus de sang qu'il n'en recevra, y produira des *congestions* aux dépens du cœur et des artères, dont la capacité diminuera nécessairement. Or, la quantité de sang y contenue servant de conducteur à la force active (§ 4, note [1]), celle-ci s'affaiblira progressivement, de sorte qu'à la fin elle ne suffira plus à mettre en mouvement la masse de sang accumulée dans les organes congestionnés. L'accélération primitive du sang aura ainsi pour effet secondaire une stagnation sanguine dans les organes mentionnés, stagnation que nous appellerons *stagnation consécutive.*

Le cas que nous venons d'examiner est d'ailleurs étranger à l'objet principal de ce mémoire.

§ 18.

Lorsque l'excédant de la force active sur la résistance ne suffira pas pour entretenir une circulation régulière,

---

[38] Virchow, *H d sp P u Th*, p 58, Wunderlich, *H d all P u Th*, p 357

le mouvement du sang se ralentira successivement et cessera d'abord dans les organes périphériques abondamment pourvus de vaisseaux capillaires, vu que ces organes présentent la plus grande résistance (§ 5). Cette *stagnation*[39] *de sang*, que nous appellerons *primitive*, se propagera ensuite dans les artères et les organes moins pourvus de vaisseaux capillaires.

§ 19.

A mesure qu'il se formera des stagnations sanguines, la quantité du sang circulant et l'étendue même de la circulation diminueront progressivement. L'excédant de la force active se trouvant par là augmenté (§ 5), le sang sera lancé de préférence vers les organes qui présentent une moindre *résistance* (§§ 5 et 6). De là des congestions[40], conséquence immédiate des *stagnations sanguines primitives*.

§ 20.

Dans les premiers moments de sa stagnation, le sang n'offre aucune altération visible, mais plus tard il se coagule[41] et ses parties solides forment des *obstructions compactes*, tandis que les parties liquides sont éliminées

---

[39] KOCH, BIDDER, VIRCHOW, *H d sp P u Th*, p 60, 136, 160, WUNDERLICH, *H d all P u Th*, p 29

[40] VIRCHOW, *H d sp P u Th*, p 111, 116, 123, 147

[41] WUNDERLICH, *H d d all, P u Th*, p 344,

des vaisseaux par une transsudation augmentée (§ 10).
Il arrive ainsi dans l'organisme un défaut général de
sang, qui, aussi bien que dans le cas du § 17, peut
amener une *stagnation consécutive*.

§ 21.

L'état de coagulation du sang ne peut durer qu'un
temps déterminé, passé lequel, le sang coagulé perd sa
solidité et se liquéfie progressivement. Les obstructions
compactes une fois résolues, le sang qui les compose
redevient susceptible de remplir encore certaines fonctions organiques.

§ 22.

La résolution des obstructions compactes exige un
temps beaucoup plus long que la résolution des stagnations sanguines récentes, cette dernière pouvant s'effectuer au moment même où le sang stagnant *non coagulé* est remis en mouvement.

§ 23.

Les principaux effets des stagnations sanguines causées par un manque d'excédant de la force active sont
donc les suivants :

1° Le défaut de sang [42] et la suspension des fonc-

---

[42] WUNDERLICH, *H d all P u Th*, p 350

tions[43] dans les organes périphériques atteints par la stagnation;

2° Des congestions[44] dans les organes centraux et une augmentation considérable de leur activité, proportionnée au manque de sang dans les organes périphériques;

3° Une forte transsudation[45] des parties liquides du sang par les parois des artères surchargées;

4° Des obstructions[46] compactes formées par les parties solides du sang coagulé;

5° Un défaut général de sang causé par la transsudation et les obstructions mentionnées;

6° Une stagnation *consécutive* même dans les organes qui présentent une moindre résistance (§ 5), stagnation qui est ici un effet de l'insuffisance du sang.

§ 24.

La *stagnation consécutive* et la suspension de la circulation même dans l'organisme entier constituent ainsi les dernières conséquences de la *stagnation primitive*.

---

[43] Virchow, *H d sp P u Th*, p 125-135, Wunderlich, *H d all P u Th*, p 29, *Vers e ph Path d Blutes*, p. 51

[44] Virchow, *H d sp P u Th*, p 122

[45] Virchow, *H d sp P u Th*, p 123, 135, 136, Wunderlich, *H d all P u Th*, p 343

[46] Virchow, *H d sp P u Th*, p 173, 175

§ 25.

La rapidité avec laquelle se développent la stagnation primitive et ses effets est en raison directe de l'insuffisance de l'excédant de la force active (§§ 7 et 18).

§ 26.

Examinons maintenant, suivant les principes ci-dessus établis, les changements que devra présenter l'organisme soumis à une pression atmosphérique excessive (§§ 13, 15, 18) :

1° Il se produira un défaut de sang dans les veines immédiatement exposées à la pression atmosphérique et dans les vaisseaux capillaires [47] contigus (pâleur de la peau et des membranes muqueuses, sans en excepter celle des poumons, de la langue, etc.), mais en revanche le sang s'accumulera dans le cœur et les artères ;

2° Le cœur, élargi par le sang, perdra de sa force et exigera plus de temps pour exécuter ses contractions qui, en outre, rencontreront dans les capillaires rétrécis une résistance trop considérable. Chaque contraction du cœur sera ainsi suivie d'une grande accumulation (§ 9) de sang dans les artères, ce qui augmentera leur force élastique et la transsudation. De là un pouls élevé, lent et disparaissant promptement (pulsus

---

[47] Cruvﾛﾛﾁﾁﾁ HIER, *Anatomie pathologique,* t III, p 109

magnus, tardus et celer), ainsi qu'une disposition aux
évacuations (vomissements et diarrhées);

3° Les conséquences ultérieures du ralentissement
de la circulation seront : l'affaiblissement de toutes les
fonctions, tant reproductives que sensitives, et des sécrétions, la respiration profonde et lente[48], la pléthore
veineuse très-prononcée, le défaut de fibrine et des sérosités, l'abondance des globules et des parties albumineuses du sang[49];

4° L'épaisseur et la viscosité du sang affaibliront la
force active à tel point, que son excédant sur la résistance ne suffira plus pour entretenir la circulation
dans l'organisme entier. Alors le mouvement du sang
cessera de préférence dans les organes qui présentent
une grande résistance, c'est-à-dire dans ceux qui ont
un développement des vaisseaux capillaires très-pro-
noncé, et qui jouissent d'un repos plus parfait (§§ 5
et 6). Ainsi se formera une *stagnation primitive* qui,
selon son développement plus ou moins rapide, occa-

---

[48] La respiration profonde et lente amène nécessairement une accumulation de l'acide carbonique dans l'organisme. Une semblable accumulation s'effectue pendant le choléra (DoïLac, *Archives générales*,
juillet 1849.)

[49] Ces propriétés très-prononcées caracterisent le sang pendant le
choléra (HEIDLER, *Die Epidemische Cholera*, p. 229, C SCHMIDT,
Charahteristik der epidemischen Cholera, p 36)

Le sang, apres les couches, offre une grande accumulation de cor-
puscules, ce qui fait qu'il y a alors une disposition particulière au
cholera (ENDFRLING, MOILFSCHOTT, *Phys. d Stoffwechsels*, p 205.)

sionnera des états morbides de même nature, mais
différant entre eux sous certains rapports

Nous commencerons par analyser le genre de stagnation qui se forme rapidement et qui offre par conséquent des signes extérieurs très-précis. Nous consi-
dérerons ensuite les stagnations qui se développent
lentement (à la dérobée) et ne se produisent que quand
le sang a déjà subi la coagulation (§ 20).

§ 27.

Sous l'influence d'une pression atmosphérique extrême et subite, la circulation du sang s'arrête rapidement dans les parties périphériques, qui demeurent
alors sans pouls, froides, pâles et inactives. L'augmentation de la force active (§ 17) dirige la circulation de
préférence vers les organes centraux, et y produit des
congestions qui surexcitent les fonctions de ces organes.
De là des maux de tête, des vertiges, des oppressions
de poitrine, des maux de cœur, des nausées, des cha-
leurs internes et des évacuations [60] de matières trans-

---

[60] La transsudation provenant du surplus de sang, de sa sérosité et
de l'activité du cœur (§ 8); les évacuations dont il s'agit peuvent faire
défaut, ou immédiatement ou dans la suite, mais cela arrivera toujours
dans le cas où les parties liquides du sang et l'activité du cœur seront
réduites à leur *minimum* Lorsqu'un tel état survient dans un organisme atteint du choléra, ce dernier porte le nom de *choléra sec*, et,
une fois complétement développé, ne peut se terminer que par une
mort apoplectique ou asphyctique,

sudées (§ 21) dans le canal alimentaire. Il faut encore observer que le sang stagnant rendra la peau livide, et exerçant une pression sur les nerfs des extrémités, y occasionnera (per reflexum) des crampes[51]. De plus, les parties frappées de stagnation cesseront d'offrir leurs sécrétions habituelles. La soif, le manque d'urine[52] et de transpiration, etc., qui en naîtront, seront proportionnés au défaut de sérosité du sang.

§ 28.

Après un certain laps de temps, le sang stagnant subit une coagulation, et tandis que les parties liquides transsudent, les parties solides y forment des *obstructions compactes* (§ 20). La quantité de sang ainsi que la capacité du cœur et des artères diminuent alors progressivement (§§ 18 et 23). De là les fréquentes contractions du cœur, qui, ne fournissant cependant au système vasculaire que peu de sang[53], ne suffisent plus pour entretenir sa circulation dans les vaisseaux des organes centraux; ce qui y occasionnera *des stagnations consécutives* (§ 23). Après un nouveau laps de temps, le

---

[51] VIRCHOW, *H d. sp P u Th*, p. 175

[52] Un symptôme moins prononcé est le défaut d'*urée* dans l'urine (§ 10), defaut qui tient à celui des parties azotées dans le sang, et coincide avec l'excès de sa carbonisation.

[53] La quantité de sang que le cœur fournit est d'autant moindre que sa capacité, comme celle des artères, est obstruée par des masses de sang coagulé (§ 20) en forme de polypes

sang stagnant de ces vaisseaux se coagulera a son tour et passera à l'état d'*obstructions compactes* (§ 20), tandis que le sang stagnant des vaisseaux périphériques commencera à se liquéfier (§ 21). C'est alors que le reste d'excédant de la force active, en vertu des lois dynamiques, se porte de préférence sur les parties périphériques, dont les obstructions sont résolues, et y restituera la circulation avec ses conséquences. Il s'ensuivra un pouls petit et fréquent, une chaleur désagréable, de la sueur et d'autres excrétions, qui, comme toute déperdition d'humeurs, ne pourront être que pernicieuses dans cet état d'inanition. Nous ajouterons qu'alors les obstructions *consécutives* (centrales), parvenues à leur *maximum* d'étendue et de consistance, produiront alors les symptômes les plus prononcés de l'état *typhoïde* (indifférence caractéristique, délire, grincement des dents, hoquet, assoupissement, etc.), qui ne pourront disparaître qu'avec la résolution progressive de ces obstructions.

§ 29.

La pression atmosphérique augmentant modérément et peu à peu, la stagnation *primitive* se développe lentement et partiellement (§ 25); aussi reste-t-elle, la plupart du temps, inaperçue. Bien qu'imparfaite, cette stagnation occasionne néanmoins, par sa longue durée, une coagulation (§ 20) et un défaut de sang, et entraîne une stagnation *consécutive* qui amène un état appelé *typhoïde*, semblable à celui décrit dans le § précédent.

Le diagnostic juste et le traitement convenable sont plutot possibles quand on ne connait que l etat de la circulation que si on connaissait l etat de toutes les autres fonctions sans avoir apprecie le pouls

HUFELAND

§ 30.

Si les modifications des agents naturels, même celles qui sont familières aux saisons et qui se compensent mutuellement jusqu'à un certain point, font pourtant naître des prédispositions morbides, il est impossible qu'il en soit autrement quand les agents naturels offrent des modifications extraordinaires. Et réellement toutes les fois que des modifications de ce genre arrivent, il y a prédisposition générale à un genre spécial de maladie.

Cette prédisposition, état intermédiaire entre la santé et la maladie, est toujours proportionnée au degré de la modification des agents naturels; et comme elle a pour base une modification des fonctions organiques, elle garantit d'autres maladies qui, pour exister, exigent des modifications opposées. Voilà pourquoi pendant et même avant une épidémie il est rare de rencontrer des maladies d'autre genre.

§ 31.

La prédisposition morbide doit dans chaque maladie, nécessairement, offrir des signes particuliers (pathognomoniques). Malheureusement ces signes, qui offrent le plus d'intérêt, ne sont déterminés que dans quelques maladies chroniques, et cela encore d'une manière plus ou moins vague. On connaît par exemple quelques signes de la constitution phthisique, apoplectique, scrofuleuse, etc. ; mais personne n'a jusqu'à présent songé à déterminer les signes de la prédisposition propre à chaque maladie aigue, et principalement aux maladies épidémiques.

C'est pendant l'épidémie cholérique de 1848 que l'idée m'est venue de faire des recherches de ce genre. Partant de ce principe, que la circulation et la respiration se ralentissent sous l'influence de l'air condensé, et que pendant l'épidémie cholérique il y a prédominance de l'excès de pression atmosphérique avec ses conséquences, j'entrepris pendant les épidémies de 1848 et de 1853 deux séries d'observations pour déterminer les signes de l'imminence du choléra, ou plutôt de la prédisposition épidémique. Il est naturel que j'aie dirigé mon attention particulièrement sur les changements du pouls.

Ces observations faites chaque fois sur trois cents personnes bien portantes à Wilno, dans une prison, et à Saint-Pétersbourg sur un régiment de la garde impériale, furent répétées tous les jours pendant plusieurs mois de suite, et ont donné les résultats suivants :

1° Pendant les épidémies cholériques, plusieurs individus, tout en jouissant d'une bonne santé, sont atteints d'un ralentissement de pouls très-notable, comme quarante-cinq et même quarante-deux pulsations par minute ;

2° Ce ralentissement n'est accompagné, pour la plupart du temps, d'aucun symptôme ou indice morbide ;

3° A mesure du ralentissement de la circulation, le sang devient noir et visqueux, et au contraire, il reste normal pendant l'épidémie chez les individus qui ne sont pas atteints du ralentissement en question ;

4° Les cas de choléra ne se produisent que parmi les individus atteints préalablement du ralentissement de la circulation ;

5° Le ralentissement du pouls, qui devance souvent de plusieurs semaines les symptômes cholériques, peut être considéré comme signe pathognomonique de l'imminence du choléra ;

6° Les individus chez qui se manifestaient les signes de l'imminence ont toujours évité l'accès du choléra, s'ils ont accéléré la circulation du sang par un régime-traitement convenable [54] ;

---

[54] En Angleterre on a déjà fait des tentatives pour déterminer les individus qui sont sous l'imminence du choléra, et modérer ainsi les ravages épidémiques, mais on s'est borné jusqu'ici à l'examen exclusif des organes de la digestion, qui, dans la période de l'imminence, n'offrent que des signes très-équivoques Or, le signe pathognomonique

7° Le ralentissement du pouls, comme aussi la prédisposition et les accès cholériques, ont en général été proportionnés au défaut d'énergie de la circulation et à l'excès de pression atmosphérique ;

8° Ce ralentissement ne se produit plus chez les bien portants quand l'épidémie a définitivement cessé.

Conformément aux principes déjà exposés et aux données généralement connues, je tâcherai de grouper dans les paragraphes suivants les phénomènes caractéristiques des trois périodes qui constituent le choléra.

§ 32.

I. *Période de la prédisposition cholérique.*

(Ralentissement de la circulation)

Les phénomènes principaux de cette période sont : le pouls grand, lent et disparaissant vite (jusqu'à quarante pulsations par minute [55]); la respiration tardive, profonde, entremêlée de soupirs et n'offrant qu'une irritabilité très-bornée. Plus tard la chaleur animale peu intense, pâleur de la langue et des autres membranes

de l'imminence du cholera est dans la lenteur du pouls, et l hygiène publique, en déterminant pendant l'épidémie les individus prédisposés et en accélérant la circulation chez eux, pourrait préserver des populations entières du ravage épidémique.

[55] On observe avec une précision toute particulière toutes les nuances du pouls à l'aide du sphygmomètre, instrument que j'ai rendu aussi sensible que pratique

muqueuses ; l'engourdissement des membres et une disposition extraordinaire à la formation des ecchymoses, un défaut de transpiration et des sécrétions caractéristiques (celles qui coopèrent à la digestion, celle d'urée, etc.); un émoussement des sens; des congestions vers la tête, les appréhensions et les appétits étranges, les borborygmes à cause des sérosités transsudées dans le canal alimentaire, et la disposition à la diarrhée qui en dépend.

La phlébotomie donne un sang veineux par excellence, qui en outre est épais, visqueux, manquant de fibrine et d'eau, et abondant en revanche en globules et parties albumineuses : d'où résulte que le sang sorti de la veine devient gélatiniforme très-vite, et que les parties séreuses y sont en défaut.

Cet état intermédiaire entre la santé et la maladie est accompagné la plupart du temps d'une indolence particulière, provenant de la défectuosité de l'action du système nerveux, qui, ne recevant pas du sang assez oxygéné, est nécessairement altéré dans ses fonctions.

D'ailleurs les phénomènes de cette période, n'occasionnant pas des souffrances bien déterminées, restent en général inaperçus ou négligés.

Si on observe attentivement ces phénomènes, on reconnaîtra qu'ils ont tous leur source commune dans le manque d'énergie de la circulation.

§ 33.

II.ᵉ *Période algide.*

(Stagnation primitive)

Les phénomènes caractéristiques de cette période forment deux groupes tout à fait distincts, celui de la stagnation du sang dans les organes périphériques, et celui des congestions dans les organes centraux. A la première catégorie se rapportent : absence du pouls, le froid glacial, l'haleine froide, la respiration profonde, un défaut complet d'irritabilité des organes respiratoires (presque impossibilité de tousser et d'éternuer), la lividité et la rugosité de la peau, le manque de transpiration, d'urine, de salive, de larmes, de mucus bronchique et nasal; une soif inextinguible et une voix métallique, causées par une sécheresse extrême du gosier et du larynx, dont les dimensions sont changées par la sécheresse même. Ajoutons encore à cette catégorie les crampes, qui arrivent *per reflexum* à cause de la pression opérée sur les troncs nerveux par le sang stagnant. Au groupe des congestions se rapportent : le vertige, le mal de tête, de cœur, d'estomac, les oppressions de poitrine, la chaleur interne [56], l'insomnie,

---

[56] Bien que la température baisse en général chez les cholériques, néanmoins les parties qui sont en rapport direct avec les organes congestionnés, comme la colonne vertébrale et l'occiput, offrent une température assez élevée.

les vomissements et les diarrhées caractéristiques, qui
la plupart du temps ne contiennent que la sérosité du
sang.

La phlébotomie ne donne plus de sang dans cette
période, à cause des obstructions sanguines dans les
capillaires, qui empêchent le passage du sang dans les
veines. Néanmoins, avant que les obstructions soient
complètes, on parvient à en tirer une certaine quantité, et une fois la circulation rétablie, les caractères
cholériques du sang diminuent progressivement. Ces
caractères sont : une viscosité extrême (les gouttes se
coagulent presque avant de tomber, ce qui cause l'iné-
galité de la surface et la fait paraître comme saupou-
drée), augmentation du poids spécifique, et la coagulation en masse gélatineuse qui se fait presque sans la
moindre trace des parties séreuses; cette masse gélatineuse reste toujours recouverte d'écume, et ces caractères en général sont proportionnés à l'intensité de
la maladie [57].

L'air expiré dans cette période offre moins d'acide
carbonique; néanmoins, la quantité en augmente aussi-
tôt qu'arrive ce qu'on appelle *la réaction,* un état quand,
après la stagnation du sang, la circulation et la respiration s'accélèrent, et quand l'acide carbonique accu-
mulé pendant la stagnation est éliminé de l'organisme.

---

[57] Je m'abstiens d'énumérer d'autres caractères moins bien de-
terminés.

§ 34.

III. *Période typhoïde.*

(Stagnation consécutive)

Les symptômes caractéristiques de cette période sont : un pouls petit et fréquent, une chaleur désagréable, une sueur et en général des évacuations colliquatives, une indifférence caractéristique, le délire, le grincement des dents, le hoquet, l'assoupissement, etc.

Le sang est ici plus liquide que pendant la seconde période, mais très-foncé et presque noir.

§ 35.

Les épidémies cholériques et les cas individuels qu'elles présentent se développent rapidement ou lentement, selon les influences qui augmentent ou modèrent le défaut d'excédant de la force active (§§ 14, 15), et qui par conséquent déterminent le caractère *asphyctique* ou *typhoïde* [58] de la maladie. C'est ainsi que le caractère asphyctique prédomine pendant la vigueur de l'épidémie (généralement à son début), ainsi que chez

---

[58] Quant aux maladies, jamais on ne saurait trop les généraliser, mais, au contraire, il est indispensable d'individualiser le traitement.

(HUFELAND)

les individus d'un âge mûr, d'une constitution robuste,
qui se servent d'une nourriture végétale, etc. ; il y a au
contraire tendance à l'état typhoïde, quand l'épidémie
est à son déclin, et aussi chez les individus jeunes,
faibles, nerveux, chez les femmes enceintes, chez les
personnes se nourrissant de viande, etc. (§ 5).

§ 36.

En considérant attentivement, d'un côté, les symptômes que présente l'organisme soumis à une pression
atmosphérique excessive (§§ 26, 29), et, de l'autre,
les symptômes connus du choléra *asphyctique et typhoïde,*
on acquiert la conviction que ces symptômes se res-
semblent à tel point, qu'on peut les regarder comme
tout à fait identiques. Ainsi le ralentissement de la circulation et ce qui en dépend (§ 26) correspondent à la
période où l'on est prédisposé au choléra, sans en être
encore atteint. La stagnation [59] *primitive* et les congestions (§ 27) caractérisent également la période *algide*
du choléra asphyctique. Enfin la stagnation *consécutive*
(§§ 28 et 29), effet du manque de sang, correspond à
la *période typhoïde* du choléra, qu'il soit d'ailleurs asphyctique ou typhoïde.

---

[59] L'existence des stagnations sanguines pendant le choléra est
prouvée par l'anatomie pathologique (*Voy* ROKITANSKI, *Handb der
Pathologischen anatomie*, B. I, p. 543, CANNSTATT, *L d sp Pathologie und Therapie*, B. II, p. 422, PIROGOFF, *Anatomie path du choléra asiatique*, tables XII-XV)

§ 37.

L'identité que nous venons de signaler est amplement confirmée par les faits suivants :

1° Le choléra est endémique dans les pays exposés à une pression atmosphérique excessive [60], comme les Indes orientales, la Caroline méridionale et autres pays de la même nature [61];

2° Les épidémies cholériques ont toujours été précédées et accompagnées d'un excès de pression atmosphérique, et leur intensité a été proportionnée à cet excès [62];

3° Le choléra sévit principalement sur les rives des fleuves, le littoral de la mer, dans les bas-fonds, les vallées [63], etc. ;

---

[60] Humboldt, *Kosmos*, B I, p 337, Kæmtz, *Meteorologie*, Berghaus, *Physikalischer Atlas*

[61] Chalmers, *On the diseases of South Carolina*, 1777, V 1, p 201

[62] Voyez la table graphique ci-jointe et les Annales de l'observatoire physique central de la Russie. Comparez aussi les observations qui ont été faites à Paris, à Londres, à Kœnisberg (Ber), à Vienne, à Danzig (Barchewitz), etc (Markus, *Rapp sur le choléra de Moshou*, p 138, *Rapp sur le choléra epid de 1847 a Know*, p 17, *Report of the Commitee for scientific in quirics in relation to the cholera-epidemic of 1854*, p 11, 108, 114, 116, 117, 139, 140, 149, 155, 156, 158, 161, 162, 170-172, *Appendix to the Report of the Commitee*, p. 26-34)

[63] Le rapport constant de la force de l'épidémie avec l'enfoncement du sol a été prouvé par les observations consciencieuses faites en Angleterre et principalement à Londres. Le même rapport a eu également lien

4° Les épidémies cholériques se propagent toujours en suivant les terrains enfoncés, les bords des rivières et autres localités basses [64];

5° Les hauteurs des montagnes ont été jusqu'à présent à l'abri de cette épidémie, ce qui fait que les populations y ont ordinairement cherché un refuge contre ce fléau [65];

à Paris et en France en général C'étaient toujours les départements et les arrondissements dans lesquels l'air était plus confiné qui ont le plus souffert Il est connu que les départements centraux de la France, comme aussi la Suisse, ont toujours été presque complétement à l'abri des épidémies. En Russie, les contrées limitrophes de la mer Caspienne, dont le niveau est à six cents pieds au-dessous de celui de la Mediterranée, ont toujours été le berceau des épidémies cholériques (HUMBOLDT, *Kosmos*, B. I, p. 314, MOREAU DE JONNÈS, *Rapport sur le cholera*, p. 28, 101, 185, 230, 327, HÆSER, *Gesch d Med u d Volks*, p 876, MARKUS, *Rapport sur le cholera de Moskou*, p 10, 11, 178, *Report of the Commitee*, p. 13-16-60, et la note statistique qui se trouve à la fin du present mémoire)

[61] Voila la source de l'opinion populaire que cette épidémie suit les cours d'eau D'ailleurs, la grande plaine qui s'étend depuis la mer Caspienne jusqu'à Paris et Londres a été la voie suivie par le choléra en Europe (BALBI, *Abrégé de geographie*.) On a observé relativement aux ports de mer que l'intensité de l'épidémie cholérique est toujours proportionnée à la grandeur du port, cette observation confirme aussi l'influence de l'enfoncement du sol, car il est bien évident que la grandeur et la profondeur du port dependent en dernier lieu de l'enfoncement du terrain, sans quoi l'eau aurait pris une direction toute differente.

[66] HÆSER, *Geschichte der Medizin und der Volkskrankheiten*, p. 876, FOURCAULT, *Gazette de Paris*, 1849, mai, *Report of the mortality of cholera in England*, 1848-1849, p LI, LIV, LVII, LVIII, LXI, LXIII, LXXI

6° Le poids spécifique de l'air augmente pendant l'épidémie cholérique, comme cela est prouvé par les observations de William Prout [66] à Londres;

7° L'épidémie cholérique est, en général, précédée et accompagnée par un calme extraordinaire de l'air [67], qui prouve sa condensation; c'est, au contraire, après une tempête (inséparable de la raréfaction de l'atmosphère) que l'épidémie cesse ou diminue ordinairement [68];

8° S'il y a du vent pendant le règne de l'épidémie, il est sec la plupart du temps, et l'épidémie s'étend dans la direction opposée au vent, parce que l'air est con-

---

[66] Prout (*Chemistry, Meteorology and the functions of digestion,* by WILLIAM PROUT, 1834, p 353), a remarqué ce fait important sans l'expliquer Ne trouvant rien d'anormal dans la composition de l'air soumis à l'analyse chimique, il s'est contenté de dire que le miasme cholérique est très-pesant Or, l'augmentation du poids spécifique de l'air est toujours proportionnée à l'augmentation de sa densité, qui, elle-même, dépend de la sécheresse de l'air et de l'accroissement de la colonne atmosphérique superposée. Nous voyons souvent que les auteurs expliquent les faits comme ils les veulent comprendre Ainsi, par exemple, le fait important observé par M Boussingault, que les habitants de l'Amérique méridionale se premunissent de la maladie épidémique en respirant à travers un voile, a été expliqué par la depuration de l'air de matières nuisibles disséminées dans l'atmosphere, tandis qu'on trouve une explication tout à fait simple et naturelle de ce phénomène dans l'accélération de la respiration par la vapeur d'eau fournie par l'haleine et retenue par le voile (*Chemical researches on the nature and cause of cholera ; — Transactions of the royal medical and chirurgical Society,* vol XXXIII, 1850)

[67] MARKUS, op cit, p. 102, 103.

[68] HÆSER, *Gesch. d M. u. d V.,* p 860

densé dans cette direction [69]. Et ce sont les espaces
confinés du côté opposé au vent régnant qui sont ra-
vagés de préférence [70];

9° L'épidémie produit, en général, un malaise et une
détérioration du sang [71]. Or ces faits ne peuvent être
motivés que par un agent aussi universel que l'air [72];

10° Les métiers qui exigent un exercice propre à
augmenter l'excédant de la force active (ceux de for-
geron, de chaudronnier [73], etc.) prémunissent, jusqu'à
un certain point, les individus des atteintes du choléra,
tandis que la vie sédentaire prédispose à cette maladie;

11° Les agents reconnus pernicieux pendant le choléra sont précisément ceux qui diminuent (§ 15) l'excédant de la force active, tandis que les influences qui
l'augmentent (§ 14) agissent en sens contraire de l'é-
pidémie;

[69] Cette observation, en compromettant la théorie miasmatique, cor-
robore puissamment la théorie actuelle (MOREAU DE JONNÈS, *Rapport
sur le choléra*, p 119, 121, 152)

[70] *Appendix to the Report of the Committee*, p. 139, 140, 149, 155,
156, 158, 161, 162

[71] CANNSTATT, *L d sp Pathol u Ther.*, B II, p. 422, WUNDER-
LICH, *Vers e phys Pathol. d Blutes*, p 43

[72] Je citerai ici les paroles du célèbre météorologiste anglais
M. Glaischer · « Je n'hésiterai pas de dire que si les observations mé-
téorologiques étaient soigneusement faites et comparées dans tout le
pays, dans peu de temps on parviendrait à avoir une idée juste des
causes qui siègent dans l'atmosphère et qui occasionnent les épidémies
regardées comme fléau des nations. »

[73] C'est ce qui a fait naître l'idée que le cuivre préserve du choléra

12° La saignée appliquée avant la coagulation du sang guérit le choléra [74] au moment même de l'opération, ce qui prouve que cette maladie dépend d'un *excès de résistance* à la force active ;

13° D'après les observations du docteur Casper, les cas de mort subite deviennent *en général* plus fréquents, lorsque l'élévation barométrique augmente. La même circonstance a été remarquée *pendant le choléra* [75] ;

14° Enfin je crois devoir rappeler ici mes propres observations citées dans le paragraphe 31.

§ 38.

On doit conclure de tout ce qui précède que le choléra n'est que le résultat d'un excès de pression atmosphérique.

On aura ainsi également l'explication naturelle des phénomènes de cette maladie, depuis les signes précurseurs les plus vagues de la *prédisposition cholérique,*

---

[74] Markus, *Notices sur le cholera en Russie*, p. 19, Owen, *London Gazette*, 1848, p 685, Legrou\, *Bulletin thérapeutique*, 1848, novembre, Hamilton Bell, *Edinburgh Journ*, 1849, janv, Muller, *Die Cholera in Riga, im Jahre*, 1848, Schmidt, *Jahrbucher der qesammten Medizin*, B 66, p 251.

[75] Comme preuve de certains changements qui se passent dans l'atmosphère durant le choléra, on doit encore citer la disparition des oiseaux (moineaux, hirondelles, etc.), ainsi que les accès de choléra observés parmi les animaux domestiques (*Bericht der medizinischen Facultat in Wien uber die Cholera ; Oesterreichische Jahrbucher —* Cruveilhier, *Anatomie pathologique*, livraison XIV, p. 45)

jusqu'aux symptômes les plus saillants des *période algide* et *typhoïde*. De même s'expliquent tous les caractères distinctifs démontrés par l'autopsie [76].

§ 39.

Telle sera donc, selon nous, la définition du choléra : *pléthore veineuse occasionnée par un excès de résistance a la force active* (§ 4), *excès produisant une stagnation sanguine avec ses conséquences* (§§ 22, 24).

§ 40.

L'organisme ne pouvant se passer de la circulation du sang, toutes les maladies qui ont pour cause immédiate une suspension de la circulation dans une grande partie du système vasculaire ne peuvent avoir qu'une marche très-rapide. Telle est aussi la marche du choléra : une heure suffit souvent pour décider du sort du malade.

§ 41.

L'issue des maladies provenant des stagnations sanguines en général, et celle du choléra en particulier, sera :

1° *Favorable,* quand l'excédant de la force active et la circulation se rétabliront;

2° *Défavorable,* s'il survient dans les organes centraux

---

[76] CRUIVFILHIER, *Anatomie pathologique*, livr XIV, p 40

une extravasation de sang, plus ou moins considérable (effet de la congestion), ou bien si la stagnation consécutive, une fois formée, ne parvient pas à se résoudre [77].

L'issue favorable peut arriver d'une manière subite, avant que le sang stagnant soit coagulé (§ 20), ce qu'on nomme la *réaction,* ou bien lentement et par degrés, quand la coagulation du sang stagnant a déjà eu lieu (§ 21).

§ 42.

Dans les maladies qui ont une stagnation *primitive* (§ 16) pour cause immédiate, les augures sont favorables ou défavorables, selon que les circonstances facilitent le rétablissement de la circulation, ou le rendent impossible.

Ainsi, quant au choléra, le pronostic est sûr et favorable dans la période du ralentissement de la circulation et dans les premiers instants de la stagnation primitive; il devient, au contraire, incertain et défavorable, à mesure que se développent la coagulation et le défaut de sang [78].

§ 43.

Le manque d'excédant de la force active produisant une stagnation *primitive,* tout ce qui rendra la circu-

---

[77] Virchow, *H. d. s. P. u Th.,* p 136-178

[78] Le pronostic du choléra sera donc douteux et défavorable toutes les fois qu'il y aura tendance à l'état typhoïde (§ 35).

lation et la respiration plus énergiques (§ 14), servira à prévenir et à combattre les maladies qui ont leur source dans une semblable stagnation. Cependant, au moment où se manifestera le défaut de sang mentionné dans les §§ 28 et 29 (état contraire à celui du commencement de ces maladies; voyez les §§ 23 et 24), les agents cités dans le § 14 deviendront pernicieux et devront être remplacés par ceux du § 15.

De même le traitement du choléra devra se régler sur les indications de *l'abondance* (§§ 26 et 27) ou de *l'insuffisance* du sang (§§ 28 et 29). Il faudra, dans le premier cas, avoir recours aux agents qui diminuent (§ 14) la masse des humeurs; tandis que dans le dernier, il faudra se servir des agents qui ont une vertu opposée (§ 15).

CONCLUSION

I. Une fois notre opinion sur l'origine et la nature du choléra reconnue exacte (§§ 38 et 39), le mystère de cette maladie disparaîtra de lui-même. On trouvera alors parfaitement naturelles et compréhensibles :

a) Son existence endémique dans quelques localités et son absence absolue dans d'autres (§ 37) ;

b) Sa manière de se propager, de s'étendre, par l'intermédiaire des localités basses et dans la direction opposée aux vents, tout en épargnant les lieux élevés ;

c) La rapidité avec laquelle l'épidémie cholérique peut se développer et disparaître ;

d) L'action, reconnue salutaire ou nuisible dans le choléra, des agents énumérés dans les §§ 14 et 15 ;

e) La prédominance du caractère tantôt asphyctique et tantôt typhoïde.

f) La nécessité de traitements différents, selon les caractères distinctifs (expliqués dans les §§ 26, 27, 28, 29 et 36) ;

g) La différence souvent diamétralement opposée des effets que produit le même traitement appliqué à des cas différents ;

h) La disposition prononcée au choléra que présentent quelques individus, et, au contraire, l'exemption presque absolue dont jouissent d'autres personnes à cet égard (§ 8).

II. La cause première du choléra épidémique étant dans un excès de pression atmosphérique, et la cause immédiate dans une stagnation sanguine avec ses conséquences, on se prémunira de cette maladie en recourant aux agents qui soutiennent l'énergie de la circulation et de la respiration (§ 14), dès qu'on observera un ralentissement du pouls décrit dans les §§ 26, 31 et 36. Ces agents doivent, sous ce rapport, être considérés comme *préservatifs*.

III. Quant à la promptitude dont il faut user dans l'administration des agents qui préviennent ou combattent le choléra, nous ne pouvons que répéter ici le *quam citissime utitor* déjà recommandé dans la même maladie par Hippocrate, en ajoutant toutefois qu'il faut se servir de ces agents sans hésiter, quand même les symptômes ne seraient qu'équivoques. Car un traitement préventif ou formel, appliqué même sans nécessité, ne sera, dans aucun cas, aussi funeste que le choléra consommé, qui équivaut à l'anéantissement de la circulation, de ce moteur de toutes les fonctions.

Voilà les chiffres de la mortalité cholérique pendant les épidémies de 1853 et 1854 dans les départements de la France, que je dois à l'obligeance du savant docteur Legois, chef de la section statistique au ministère de l'agriculture, du commerce et des travaux publics. La mortalité est calculée sur la population de 10,000 hommes.

Ariege	412	Seine-et-Marne	64
Haute-Marne	396	Moselle	63
Haute-Saône	274	Basses-Alpes	62
Meuse	260	Aisne	61
Aude	171	Herault	59
Pyrenees-Orientales	150	Gard	43
Marne	148	Hautes-Alpes	37
Vosges	126	Tarn	33
Bouches-du-Rhône	110	Haut-Rhin	30
Côte-d'Or	99	Drôme	30
Aube	96	Ardennes	30
Var	92	Doubs	29
Meurthe	92	Nièvre	27
Vaucluse	84	Pas-de-Calais	24
Jura	83	Haute-Garonne	23
Seine	81	Yonne	22

4

Isere	21	Morbihan	4
Charente-Inferieure	21	Eure-et-Loir	4
Seine-et-Oise	20	Loire	4
Loiret	19	Seine-Inferieure	3
Loire-Inferieure	19	Puy-de-Dôme	2
Oise	19	Loir-et-Cher	2
Indre	19	Eure	2
Bas-Rhin	18	Haute-Vienne	2
Finistere	18	Côtes-du-Nord	1
Saône-et-Loire	16	Allier	1
Somme	16	Maine-et-Loire	1
Gironde	13	Nord	1
Cher	12	Vendee	1
Ardèche	10	Orne	0,9
Corse	9	Tarn-et-Garonne	0,7
Aveyron	7	Haute-Loire	0,7
Indre-et-Loire	6	Manche	0,4
Charente	6	Basses-Pyrenees	0,3
Ain	5	Deux-Sèvres	0,3
Rhône	5		

Départements dans lesquels le choléra n'a pas eu lieu.

1	Vienne	9	Ille-et-Vilaine
2	Sarthe	10	Gers
3	Hautes-Pyrenees	11	Dordogne
4	Mayenne	12	Creuze
5	Lozere	13	Corrèse
6	Lot-et-Garonne	14	Cantal
7	Lot	15	Calvados
8	Landes		

On n'a qu'à comparer ces chiffres avec la carte géo-
graphique des départements de la France, faite en

relief, pour se convaincre encore une fois que les ravages épidémiques sont constamment proportionnés à l'enfoncement du sol et au voisinage des montagnes, qui empêchent la circulation de l'air. Il est naturel que la direction des vents joue un rôle très-important dans les contrées adossées aux montagnes, la condensation de l'air se faisant très-considérable toutes les fois que le vent souffle contre la montagne.

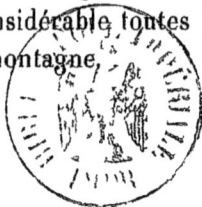

RAPPORT DES ÉPIDÉMIES CHOLÉRIQUES DE PARIS
avec l'excès de pression Atmosphèrique.

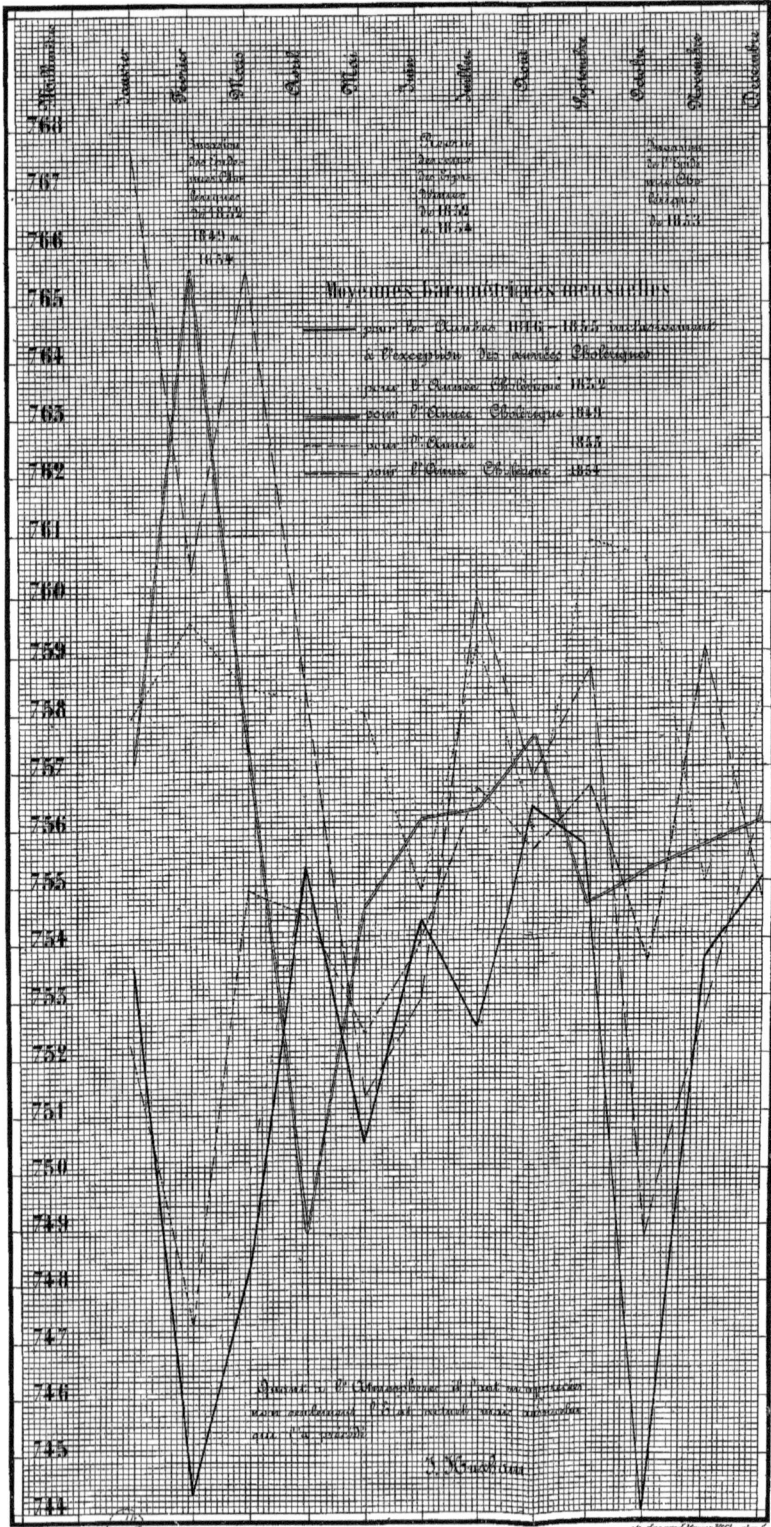

Moyennes Barométriques mensuelles

RAPPORT DES ÉPIDÉMIES CHOLÉRIQUES DE LONDRES
avec l'excès de pression Atmosphérique.

Moyennes barométriques mensuelles

—————— pour 4 Années 1841-1854

—————— pour l'Année Cholérique 1832

—————— pour l'Année Cholérique 1849

—————— pour l'Année Cholérique 1854

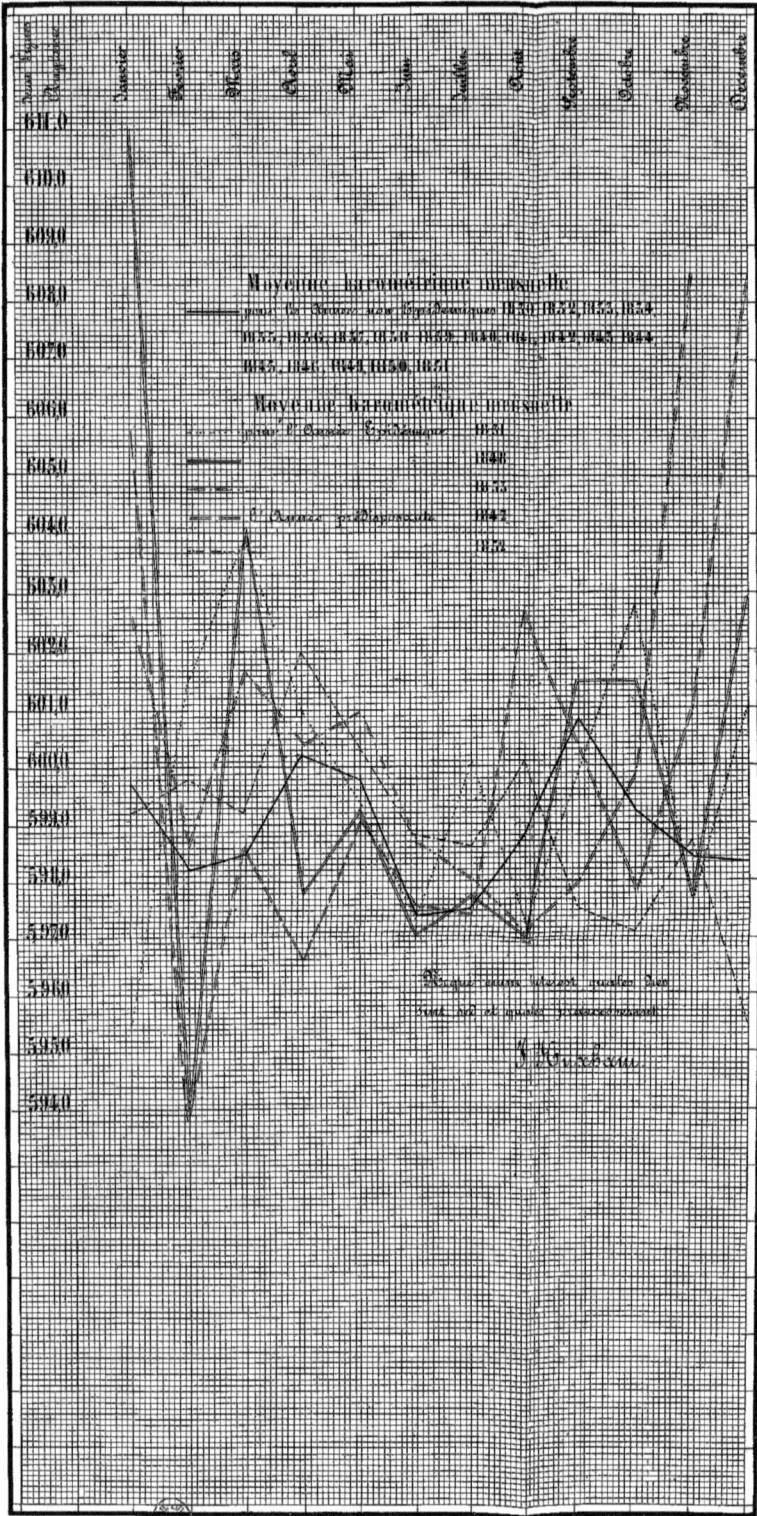

www.ingramcontent.com/pod-product-compliance
Lightning Source LLC
Chambersburg PA
CBHW030931220326
41521CB00039B/2136